DE

L'INFLUENCE DES EAUX MALSAINES

SUR LE DÉVELOPPEMENT

DU TYPHUS EXANTHÉMATIQUE

DÉMONTRÉE PAR DES OBSERVATIONS

FAITES PAR

Le Docteur ROBINSKI

Membre de la Société médicale de Berlin,
Membre correspondant de la Société médicale de Dresde,
de Varsovie, etc.

TRADUCTION EXÉCUTÉE SOUS LA DIRECTION DE L'AUTEUR

PARIS

ASSELIN ET Cᵉ, LIBRAIRE DE LA FACULTÉ DE MÉDECINE
Place de l'École-de-Médecine

1880

DE L'INFLUENCE DES EAUX MALSAINES

SUR LE DÉVELOPPEMENT

DU TYPHUS EXANTHÉMATIQUE

DÉMONTRÉE PAR DES OBSERVATIONS.

DU MÊME AUTEUR :

De Bukovina, balneo silesiaco. Berolini, 1863.

O cialkach Rainey'a, czyli Miescher'a (Przeglad Lekarski, 1864, à Cracovie).

Bad Bukowina, ein Beitrag zur Bæderkunde (Deutsche Klinik, 1866).

Zur Symptomatologie und Therapie des Typhus exanthematicus (Berliner klinische Wochenschrift, 1868).

Recherches sur l'épithélium et sur les vaisseaux lymphatiques capillaires (Archives de physiologie normale et pathologique, publiées par MM. Brown-Séquard, Charcot, Vulpian, 1869).

Zur Lymphcapillarfrage (Archiv fuer Anatomie und Physiologie sous la rédaction de MM. Reichert et du Bois-Reymond, 1869).

Methode zur leichten Darstellung der Linsenfasern (ib., 1869).

Kilka slow w sprawie naczyn limfatycznych (Pamietnik Towa,, rzystwa Lekarskiego, 1870, à Varsovie).

Nowa metoda mikroskopijnego badania wlokien soczewki oka- (Klinika, 1870, à Varsovie).

Zur makröskopischen Technik der Augenlinse (Archiv fuer Anatomie und Physiologie, sous la rédaction de MM. Reichert et du Bois-Reymond, 1870).

Die Kittsubstanz auf Reaction des Argentum nitricum, mikroskopische und mikrochemische Untersuchungen (ib., 1871).

Untersuchungen über die Augenlinse (ib., 1871).

Zur Anatomie, Physiologie und Pathologie der Augenlinse des Menschen und der Wirbelthiere (ib., 1872).

Das Gesetz der Entstehung und Verbreitung der contagiœsen Krankheiten, nach eigenen Beobachtungen dargestellt. Berlin, 1874.

Das Vorkommen der Tænia mediocanellata in Berlin (Berliner klinische Wochenschrift, 1874).

Die Augenlinsensterne des Menschen und der Wirbelthiere (Centralblatt fuer die med. Wissenschaften, 1877).

DE

L'INFLUENCE DES EAUX MALSAINES

SUR LE DÉVELOPPEMENT

DU TYPHUS EXANTHÉMATIQ

DÉMONTRÉE PAR DES OBSERVATIONS

FAITES PAR

Le Docteur ROBINSKI

Membre de la Société médicale de Berlin,
Membre correspondant de la Société médicale de Dresde,
de Varsovie, etc.

TRADUCTION ÉXÉCUTÉE SOUS LA DIRECTION DE L'AUTEUR

PARIS

ASSELIN ET Ce, LIBRAIRE DE LA FACULTÉ DE MÉDECINE
Place de l'École-de-Médecine

1880

PRÉFACE.

Les critiques des journaux médicaux et autr
ayant été unanimes à reconnaître la grande vale
des observations de M. le docteur *Robinski*, p
bliées dans son livre sur le développement et
propagation des maladies contagieuses (*Gesetz d
Entstehung und Verbreitung der contagiœsen Kran
heiten, nach eigenen Beobachtungen dargestellt*
j'ai pensé qu'une traduction de cet ouvrage po
vait être d'une grande utilité pour mes comp
triotes, surtout que les observations, les faits do
nés et les causes qui y sont relatées reposent sur d
bases toutes nouvelles et doivent nécessaireme
conduire les observateurs sur une voie toute no
velle, qui permettra sans doute de prévenir c
grandes épidémies qui ont si souvent et si cruell
ment ravagé nos grands centres de population.

Un aperçu des critiques des journaux médicau
suffira pour donner une idée de l'importance
l'ouvrage.

« *Allg. medicinische Central - Zeitung* », 187
nᵒˢ 24 et 25, résume ainsi :

« Le compte rendu que nous venons de donne
quoique très restreint, du contenu de cet ouvra
suffira pour en démontrer toute l'importance so
au point de vue scientifique ou pratique. Le co

tenu de cet ouvrage est spirituel et neuf, surtout se basant sur les faits et non sur la fantaisie, il est d'une valeur incontestable pour la solution des questions étiologiques de ces épidémies, que tant d'auteurs célèbres ont cherché à résoudre avec de bien moindres succès. »

(« Diese sehr gedrængte Uebersicht des Inhalts vorliegender Schrift wird genuegen, um die Wichtigkeit derselben in wissenschaftlicher, wie practischer Beziehung darzuthun. Das in derselben uns Gebotene ist geistvoll und neu, dabei aber, weil auf dem Boden der Thatsachen beruhend und nicht der Phantasie entsprungen, von vielversprechendem Werthe für die Aufklærung der ætiologischen Verhæltnisse jener Seuchen, an der so viele hervorragende Forscher bisher mit [verhæltnissmæssig geringem Erfolge sich versucht haben. »)

« *Deutsche Zeitschrift für praktische Medicin* », 1874, n° 4, résume ainsi :

« L'auteur a évidemment donné dans son livre une foule d'idées nouvelles et l'on ne saurait méconnaître que, suivant sa conception, nombre de faits, de circonstances des maladies contagieuses deviennent explicites, qui ne l'était pas jusqu'ici...»

« Nous devons désigner cet ouvrage comme un livre spirituel et donnant beaucoup de neuf sur l'étiologie. Nous ne pouvons que le recommander à l'étude de nos confrères. »

(« Der Verfasser hat in seinem Buche entschieden eine Menge neuer Gedanken gegeben und es ist nicht zu verkennen, dass nach seiner Auffassung

eine Anzahl Thatsachen und Vorkommnisse b
den genannten contagiœsen Krankheiten. erklæ
lich werden, die es bisher nicht waren... »

« Wir muessen das Buch, als ein geistvolles u
vieles Neue in ætiologischer Hinsicht bringend
bezeichnen. Und so mœge es dem Studium d
Aerzte empfohlen sein. »)

Dans le même sens, que les idées exprimées da
cet ouvrage sont sous bien des rapports impo
tantes au plus haut point et méritent l'attenti
générale des médecins, s'expriment tous les jou
naux, qui ont donné une critique de ce livre, p
exemple :

« *Vierteljahrsschrift für gerichtliche Medicin u
œffentliches Sanitætswesen.* »

« *Berliner klinische Wochenschrift.* »

« *Aertzliches Intelligenz-Blatt.* »

« *Schmidt's Jahrbücher der gesammten Medicin.*

Puisse ce travail être reçu de mes compatriot
avec tout l'accueil et toute la bienveillance qu
mérite, et je me croirai payé au centuple pour
peine que cette traduction m'a donné.

EMILE GÉRARDY.

Berlin, le 15 avril 1880.

AVANT-PROPOS DE L'AUTEUR.

—

Mes occupations, ma pratique, ne m'ont jamais laissé que peu de loisir pour la publication de mes travaux scientifiques, de sorte que je n'ai pu publier en 1868 qu'nn petit extrait des observations et des recherches que j'ai faites dans la même année sur l'épidémie du typhus exanthématique dans la Prusse occidentale. (« Ein Beitrag zur Symptomatologie und Therapie des Typhus exanthematicus » dans le journal : *Berliner klinische Wochenschrift*, 1868, n° 30.)

J'ai cru pouvoir bientôt publier un travail plus étendu sur l'étiologie de cette maladie ; c'est pourquoi je n'ai pas mentionné dans le titre de cette notice : « Etiologie », quoique j'ai aussi écrit alors sur ce sujet. Plus tard mes occupations, mes autres travaux m'ont tellement absorbé que je n'ai trouvé le temps qu'en 1873 pour la rédaction et la publication de mes observations faites pendant et sur le lieu même de l'épidémie de 1867-68. Ce travail sur le développement et la propagation des maladies contagieuses (« Gesetz der Entstehung und Verbreitung der contagiœsen Krankheiten »), publié au commencement de l'année 1874, a trouvé le meilleur accueil et critique... En donnant dans cet ou-

vrage des théories, des principes tout à fait nouveaux, je m'attendais à trouver une grande opposition, ce qui arrive toujours dans des cas semblables
Cependant les plus célèbres praticiens d'Allemagn(
se sont déclarés d'accord avec mes principes et le
ont même adoptés dans leurs ouvrages; seuls, que
ques théoriciens y ont fait opposition. Seulemen
je me vois forcé de réclamer mes idées, mes théo
ries pour l'avenir, afin d'éviter tout soupçon d
m'être approprié ces idées, ces principes au détri
ment d'autrui. Il faut d'autant plus me prémuni
contre un tel soupçon, car quelques auteurs on
complètement oublié même de citer mes travau
dans l'index bibliographique.

La meilleure preuve de quelle manière mon tr
vail a été accueilli en France par les médecins pra
ticiens et les plus célèbres cliniciens, c'est qu
M. le professeur de clinique médicale à la Facult
de médecine, D^r Ch. Lasègue, a daigné accepter u
extrait de mon travail et l'a publié dans les *Arch
ves générales de médecine*, 1877, vol. II. J'adress
à M. le professeur Dr Lasègue, mon illustre maît
pendant l'hiver 1868-69, que j'ai passé à Paris, m
profonde gratitude de cette marque de bienveillan
et d'approbation, qu'il a témoigné en faveur
mon ouvrage. Mais comme cela arrive toujou
dans de semblables cas, on altère plus ou moi
par l'abréviation le sens, on atténue les idées
les théories, quelque fondées qu'elles soient; c'e.
ce qui est arrivé ici. En outre on a depuis lon
temps insisté pour que je fasse publier ce travail

et surtout M, le docteur en philosophie E. Gérardy, qui a eu la complaisance d'en faire la traduction (je l'en remercie très cordialement). Mes occupations quotidiennes ne me permettaient guère de penser que je serais à même de pouvoir suivre et continuer mes travaux, et c'est pour cela que j'ai retardé le moment de la publication. Espérant enfin pouvoir le faire, je me suis décidé à publier cette partie de mon ouvrage, qui en est, comme je le crois, la partie principale. Ce n'est pas du reste le volume qui fait la valeur du livre, et chacun pourra bien se convaincre de l'importance de ces faits, de ces observations dans ce petit compte rendu, que je mets en publicité avec les vœux d'un auteur convaincu de son travail et lui souhaite le plus grand succès.

SÉVERIN ROBINSKI.

Berlin, le 15 avril 1880.

DE L'INFLUENCE DES EAUX MALSAINES

SUR LE DÉVELOPPEMENT,

DU TYPHUS EXANTHEMATIQUE

DÉMONTRÉE PAR DES OBSERVATIONS.

Dans les journaux les plus estimés et dans le
sociétés de médecine les plus savantes et les plu
réputées de la France, de l'Allemagne, de l'Angle
terre, on a discuté dans ces derniers temps ave
force et sans relâche l'étiologie des maladies con
tagieuses et certainement avec raison. On voit d
jour en jour davantage *l'importance pratique* de ce
questions.

Soyons francs : il faut avouer que tous les remèdes de notre médecine, qu'on a employés et qu'o
emploie encore aujourd'hui pour combattre ce
maladies, par exemple la petite vérole, le choléra
sont pour la plupart, une fois que la maladie s'es
déclarée, sans efficacité. Et quand trouverons-nou
les remèdes pour les combattre ; le temps prochai

nous les fera-t-il bientôt connaître? Malheureusement nous ne pouvons pas l'espérer.

Et pouvons-nous aujourd'hui empêcher les épidémies de régner et de se répandre? Malheureusement le choléra, la petite vérole, etc., ont apparu et régné même dans les derniers temps avec une grande violence dans plusieurs pays civilisés de l'Europe. Dans ces cas, nous voyons aussi que jusqu'à présent toutes les barrières qu'on a voulu mettre pour empêcher ces maladies de se répandre ne sont souvent que des illusions. Il faut le dire, un des plus grands bienfaits que la médecine puisse rendre à l'humanité, c'est de découvrir les causes des maladies contagieuses, pour les prévenir, si c'est possible.

Et dans quel état se trouve aujourd'hui l'étiologie des maladies contagieuses? L'opinion des auteurs est si différente l'une de l'autre, que précisément ce qui est affirmé par l'un est contredit par l'autre. Un des plus célèbres médecins allemands, *Oesterlen*, nous démontre le mieux par son ouvrage, par ses opinions bizarres sur le développement des maladies contagieuses (1), quel chaos existe dans la science que nous appelons l'étiologie des maladies contagieuses.

Je me suis aussi depuis longtemps occupé de ces questions. Mes observations nombreuses (2) m'ont

(1) *Œsterlen*. « Die Seuchen, ihre Ursachen und Bekæmpfung. » Tubingen, 1873.

(2) Choléra de Berlin, 1866. Epidémies cholériques de Berlin,

permis de me former une opinion sur l'étiologie d
ces maladies. Il eût fallu, pour en justifier les con
clusions, passer en revue des épidémies diverses e
ne pas s'en tenir au seul typhus exanthématique
c'est ce que j'ai fait ailleurs (1), mais ici je visera
surtout cette dernière maladie, en me basant su
mes propres observations. Je voudrais surtout at
tirer aujourd'hui l'attention sur un point nouveau
de la plus grande importance pour la compréhen
sion de toutes ces questions si importantes et si di
ficiles.

Jusqu'à présent on n'a reconnu que l'influenc
suivante de l'eau malsaine, de la nourriture mal
saine. On a dit : les individus qui étaient tombé
malades avaient pris une nourriture malsaine e
par là sont devenus malades. Ainsi on prétendait
c'était l'eau mauvaise, la nourriture mauvaise, q
avaient occasionné *directement* la maladie mêm
Par mes observations, je veux démontrer ici un
autre influence sur le corps humain que cell
dont nous venons de parler. Je voudrais d'auta
plus le faire que mes nombreuses observations m'o
prouvé que cette autre influence est *plus fréquente*
d'une bien plus grande importance, non seuleme

1869-75. Variole à Vienne, 1861-62 ; à Berlin, 1869-73. Typhus de
Prusse occidentale, 1867-68 ; de Berlin, 1871-73. Epidémies de ro
geole, de scarlatin, etc.

(1) *Robinski.* « Das Gesetz der Entstehung und Verbreitung d
contagiœsen Krankheiten, nach eigenen Beobachtungen dargestell
Berlin, 1874.

dans le typhus exanthématique, mais aussi dans toutes les maladies contagieuses.

La grande épidémie du typhus exanthématique dans la Prusse orientale ne s'est malheureusement pas bornée à cette contrée, mais s'est répandue plus au loin, jusque dans la Prusse occidentale. J'ai eu l'occasion dans l'année 1867 et 1868 de faire des observations sur une épidémie dans le district de Lœbau, dans les environs de Neumarkt et surtout dans le village de Tylitz. J'ai aussi à cette époque-là fait une notice sommaire sur mes observations de cette épidémie (1). J'y ai observé à peu près cent cinquante cas de typhus exanthématique dont j'ai pu suivre exactement l'étiologie. Pour ne pas être trop long, je veux seulement ici communiquer les résultats les plus remarquables de mes observations qui peuvent peut-être amener quelque clarté dans ces questions si obscures.

Je voudrais tout d'abord démontrer comment la disposition de cette maladie à s'étendre dans ce district nous offre quelque chose d'exceptionnel et une contradiction tout à fait frappante. Tandis que dans les environs il n'y eut que quelques individus atteints de typhus, tout le reste de l'épidémie sembla se porter sur Tylitz, où elle régna avec le plus de violence. Presque tous les habitants de ce village sont tombés malades. Cette différence si frappante

(1) *Robinski.* « Ein Beitrag zur Symptomatologie und Therapie des Typhus exanthematicus » dans le journal « Berliner klinische Wochenschrift, » 1868.

est aussi d'une importance pour comprendre les
vraies causes de cette épidémie. Nous en parlerons
encore plus loin et nous les démontrerons. Il y avait
aussi dans les environs des individus atteints pa
le typhus; la contagion existait donc aussi, et pour
tant la maladie ne s'est pas répandue. Qu'est-c
qui manquait ainsi dans les environs pour qu
l'épidémie régnât? J'espère que la suite de me
observations nous en donnera la réponse.

Il y eut encore une autre différence entre les cas d
Tylitz et ceux des environs. Il n'a été malheureu
sement que trop souvent constaté à Tylizt, que s
un individu jusqu'alors bien portant est entré dan
la chambre d'un malade, même seulement pou
peu de temps, il était atteint de la même maladi
quelque temps après. Déjà ces cas nombreux e
bien constatés, que chaque individu qui a été mi
en contact avec un malade fût atteint de la mêm
maladie, auraient pu prouver à Tylitz que l
typhus exanthématique était là une maladie trè
contagieuse. Outre cela on a pu toujours constate
que si un individu a été attaqué par la maladie, le
autres habitants de la maison ont été bientô
atteints eux aussi par la contagion. Cela arrivai
d'autant plus sûrement quand il n'y avait pas pos
sibilité d'isoler les malades. C'est pour cela qu'il
eut un temps à Tylitz où, pour ainsi dire, presqu
tout le village était atteint. Il y avait pendant c
temps souvent dans une maison 4, 5 malades dan
les différentes phases de la maladie.

Les résultats négatifs ont aussi prouvé d'une manière complète que cette maladie était à Tylitz non seulement très contagieuse, mais aussi qu'elle ne s'étendait que par la contagion. Par exemple, les habitants de quelques maisons qui avaient évité avec soin de visiter les malades ou de séjourner dans une chambre où régnait la maladie n'ont pas été atteints. Il y eut de même quelques habitants dont les occupations ne les ont pas mis en contact avec les malades, comme valets, bergers, qui dormaient même dans la bergerie, etc.; en un mot quelques individus du personnel, dont le travail était en plein champ, qui n'ont pas eu l'occasion d'entrer dans la maison d'habitation et surtout dans la chambre des malades, ont été aussi préservés par l'épidémie. Tous ces faits nous forcent d'avouer qu'on n'a pas pu même mettre en doute que cette maladie ne fût là très contagieuse.

Au commencement de l'automne de l'année 1867, l'épidémie s'étendait de plus en plus à Tylitz. J'étais donc très inquiet, ayant entendu qu'un monsieur dudit endroit, pour se préserver du typhus exanthematicus, avait renvoyé son valet, qui en était tombé malade, à ses parents, qui habitaient un village voisin. Après tout ce que j'ai vu et appris à Tylitz sur cette maladie, j'étais sûr que cette maladie si contagieuse s'étendrait sous peu dans l'autre village, où on avait transporté le malade.

Par bonheur ma crainte ne s'est pas réalisée. L'épidémie ne s'y est pas répandue. C'est pourquoi

j'ai cru que c'étaient peut-être la bonne ventilation,
l'isolement, etc., qui étaient les causes de ce bon
résultat. Je fus donc très étonné après avoir appris
que malgré les bons soins dont on a entouré le malade, *malgré qu'on ait négligé toutes ces précautions,*
aucun des parents n'est tombé malade. Ainsi je le
répète encore une fois, *personne dans cet autre village, tant parents du malade qu'autres habitants
ne furent atteints par la contagion.*

Je ne savais pas comment m'expliquer ce fait. Je
ne savais pas alors non plus comment m'expliquer
que moi, qui ai été si souvent et plus exposé à
cette maladie dangereuse qu'aucun autre dans cette
épidémie, ne sois pas tombé malade. Cette dernière
circonstance quant à moi du reste ne m'a presque
pas frappé, car ayant vu bien d'autres épidémies,
comme le choléra, la petite vérole, etc., je me suis
habitué, pour ainsi dire, à ne pas songer à moi. Je
dois cependant convenir que la différence que
cette maladie montrait dans ce cas-ci m'a fort
étonné.

Mon étonnement devait s'augmenter comme ce
factum, que cette maladie si contagieuse qu'elle
était à Tylitz, ne l'était pas évidemment dans un
autre endroit, se reproduit encore assez souvent.
J'ai pu constater encore plusieurs fois pendant la
durée de cette épidémie des cas comme celui dont
nous venons de parler. On a transporté de Tylitz
des personnes malades du typhus exanthématique
dans les endroits voisins, sans que la contagion se

R.   2

soit transmise. Malgré toutes les circonstances favorables, cette épidémie ne s'est pas répandue dans
les environs de Tylitz, comme on aurait pu s'y
attendre. Et pourquoi pas? Nous verrons bientôt
comment il faut résoudre ces questions difficiles.

Il faut enregistrer outre cela plusieurs cas dans
les environs, dont l'origine n'était pas venue de
Tylitz. Ces cas eux non plus n'ont pas amené une
épidémie. En un mot, en dehors de Tylitz, cette maladie ne s'est pas étendue. On n'a pas pu même
penser dans tous les cas qui se sont produits dans
les environs, que cette maladie pouvait être contagieuse, excepté une seule fois où la petite fille de
l'hôtelier G. à Kauernick tomba malade et la mère
après. Tous les autres cas de cette maladie dans les
environs ont été tout à fait isolés.

Après tout cela nous sommes forcé de constater
une contradiction aussi inattendue qu'intéressante:
*pendant qu'à Tylitz même le typhus était d'une na-
ture très contagieuse, dans les environs les cas de cette
maladie ont prouvé justement le contraire.*

Cette contradiction bizarre, qui frappe souvent
les auteurs, qui conduisit *Oesterlen* à la négation
complète et qui pour moi-même était au commencement aussi intéressante que problématique et
inexplicable, devait se dénouer après une recherche
plus exacte. Ce n'est pas la simple négation, non
plus une hypercritique, quoique faite par un écri-
vain célèbre comme *Oesterlen*, ou bien des spécula-
tions théoriques, qui puissent nous conduire plus

loin et nous donner la solution de ces problèmes,
mais les observations et faits nouveaux, dont *Oesterlen* ne s'est pas soucié. *Oesterlen* n'a que des spé-
culations et comme suite la négation ; tous les motifs, observations et faits des temps modernes et
anciens ne sont pour lui que « des absurdités et
superstitions, » ou un « labyrinthe de présomptions,
des opinions confuses et des arguments arbitraires ».
Je ne veux pas m'étendre ici plus au long sur la
contagiosité de cette maladie, parce que d'ailleurs
à l'égard de la position d'*Oesterlen* (1) cela serait
peut-être aussi inutile. Pour ne pas rendre ce travail trop long, je ne cite pas même en détail tous les
cas de mes observations l'un après l'autre, mais je
crois cependant faire mention de tout ce qui est nécessaire à la clarté de toutes les questions dont
nous parlerons ici.

Rien ne se fait pas sans motifs dans le monde. Il
est donc aussi évident de ce que nous avons dit
plus haut, qu'il devait y avoir à Tylitz outre la contagion, encore d'autres *conditions malsaines,* aux-
quelles les habitants étaient exposés.

J'ai cherché au commencement à découvrir
quelles influences avaient pu amener une telle épidémie sur Tylitz, mais en vain. Ce village était situé
sur une petite colline, mais outre cela on ne pou-

(1) *Œsterlen.* « Die Seuchen, ihre Ursachen und Bekæmpfungen. »
Tubingen, 1873. On trouvera aussi démontré et refuté dans mon ouvrage : « Entstehung und Verbreitung der contagiœsen Krankheiten »
les principales erreurs de cet auteur.

vait pas remarquer de différences entre sa situation
et celle des autres bourgs. Son site était bon et sain.
C'était impossible de constater les motifs qui puissent influer également et si fort sur le village en-
tier, que la maladie ait eu une étendue pareille.
*Aucune des conditions, qui semblaient particulière-
ment favorables au développement de cette maladie,
comme famine et nourriture insuffisante, encombrement et logements trop étroits, crainte, découragement, fatigues, etc., n'en ont pas été la cause, n'existaient pas à Tylitz.* A la fin après avoir recherché
à fond d'où provenait cette épidémie, j'ai trouvé
l'unique influence et cause de cette différence dans
ce qui suit.

Les puits et la bonne eau abondaient dans les
autres endroits voisins, tandis que tous les essais
à Tylitz pour construire des puits avec une suffisante quantité d'eau saine ont échoué. L'été de
l'année 1867 était assez chaud et dans ces contrées-
là assez sec, de sorte que les quelques puits qui
existaient ont été bien vite desséchés. On a été donc
forcé d'apporter pendant un certain temps de l'eau
nécessaire d'un étang tout près du village. Mais
même son eau stagnante est naturellement devenue
avec le temps tout à fait mauvaise, impure, etc.,
pendant la sécheresse et la chaleur, et parce qu'il
n'y avait pas de l'autre eau, on était forcé de se servir de cette eau croupissante pendant ce temps-là
pour l'usage culinaire et même pour boire. J'ai
bien approfondi cette question et cherché partout

les causes, mais j'ai été toujours par les faits constatés forcé de revenir à cela, que l'eau était la seule
et unique cause qui a pu occasionner une pareille
étendue de la maladie à Tylitz.

Bien des preuves ont démontré que l'eau occasionnait souvent des maladies, mais nous ne
sommes pas du tout orientés du rôle que nous
devons attribuer à l'eau. On a dit toujours que
c'était la mauvaise eau qui avait occasionné la
maladie, c'est-à-dire que la maladie elle-même a
été produite par l'eau. Mais on n'a pas toujours
recherché jusqu'à quel point cela pouvait être vrai.
Dans beaucoup de cas, quand on avait approfondi
la chose, on a trouvé que cela ne s'accordait pas
du tout avec les faits. C'est pour cette raison qu'on
a même essayé de nier tout à fait l'importance de
l'influence de l'eau dans les maladies contagieuses,
comme par exemple le plus célèbre étiologiste al-
lemand de la médecine actuelle *Pettenkofer*, dans
ses ouvrages (1). J'espère que mon travail, qui a
aussi pour but l'examen et l'approfondissement
de ces questions, nous donnera quelque clarté là-
dessus.

Tous ces cas de cette maladie et renseignements,
qui indiquaient l'influence de l'eau potable à Tylitz
ont été trop nombreux pour qu'on ait pu douter un
seul moment de l'influence pernicieuse de l'eau

____

(1) *Pettenkofer*, voir surtout son travail : « Boden und Grund-
wasser in ihren Beziehungen zu Cholera und Typhus. » Muenchen,
1869. (Zeitschrift fuer Biologie, t. V, 2.)

dans cet endroit. Les exceptions même ont prouvé cela. C'était donc surtout à Tylitz, où les habitants ont été exposés à boire de cette eau croupissante, que la maladie s'est répandue et a même fait le plus de ravages. Comme nous avons dit, ce qui concerne l'état de santé des environs, il était assez bon, une étendue du typhus exanthematicus n'était pas à remarquer. Il est pourtant arrivé, comme nous avons démontré, que des malades atteints de ty-phus soient venus dans les endroits environnants. La contagion y était aussi et pourtant l'épidémie ne s'étendit pas, personne ne fut atteint.

Outre cela, il faut enregistrer qu'il en était de même avec les étrangers qui venaient à Tylitz; ils en sortaient toujours bien portants. Pendant toute la durée de l'épidémie, je ne puis pas citer un seul cas qui prouve le contraire de ce que je viens d'avancer, quoiqu'il y ait eu des personnes qui sont allées voir des malades à Tylitz, ce qui n'était pas à empêcher chez ceux qui avaient leurs pa-rents, etc., malades dans ce village. En un mot, *malgré les circonstances les plus favorables quant à la contagion dans les voisinages, l'épidémie n'y eut pas de prise.*

Ce qu'il y a encore de plus remarquable, c'est qu'il y avait à Tylitz même un petit nombre d'ha-bitants qui, *malgré les relations* et malgré les soins qu'ils avaient avec les malades, furent épargnés de cette épidémie. Dans tous ces cas il était à con-stater que ce n'étaient que ceux *qui se sont abstenus de cette eau croupissante.* C'étaient surtout des gens d'une certaine fortune et d'une condition plus élevée. Soit par leur dégoût de cette eau, soit parce qu'ils n'ont pas tellement souffert de la soif, comme les gens pauvres de la classe ouvrière, qui ont été forcés de travailler toute la journée exposés en plein champ à la chaleur ardente du soleil, soit qu'ils aient eu aussi la faculté de se procurer d'autres boissons comme lait, bière, etc., ils se sont abstenus de cette eau. Par exemple Mme Z..., et la famille de M. Z..., surtout les filles. Il était à constater qu'ils n'ont pas bu de l'eau en question tout le temps de la durée de cette sécheresse. Quoique l'occasion d'attraper la contagion n'ait pas manqué, elles ne sont pas tombées malades. Il en était de même avec quelques autres personnes. En un mot, *tous ceux qui n'ont pas bu de cette eau de marais furent épargnés par l'épidemie, quoiqu'ils s'exposassent bien souvent aux périls de la contagion du typhus exanthematicus, si sévissant, si dangereux à Tylitz.*

Cette différence est encore plus frappante et remarquable dans ces cas, dont je veux mentionner quelques-uns ici. Pendant que Mme Z... et la famille de M. Z... sont restées intactes de cette maladie, M. Z..., un agronome très zélé, qui en plein champ, après les marches très fatigantes pendant la chaleur de l'été de 1867 ne put résister à la soif, à la tentation de boire un peu de cette eau, tomba malade. Sa femme et ses enfants, surtout sa fille aînée, l'avaient soigné pendant sa maladie, mais elles furent épargnées par le typhus. Ce sont des faits très remarquables.

Encore un autre exemple aussi singulier que frappant. Le curé I..., qui de même fut réduit par la soif ardente à boire en plein champ un peu de cette eau croupissante, devint aussi malade. Il semble même d'après mes observations aussi que la quantité d'eau bue eut des influences différentes sur le temps du développement de la maladie : nous en parlerons un peu plus loin. Les enfants de M. N... qui était aussi d'une condition aisée, mais qu'on a laissé sans surveillance suffisante, ont eux aussi bu de cette eau malsaine et tombèrent malades. Leurs parents, le père et la mère, qui n'ont pas bu de cette eau, restèrent, malgré les soins dont ils ont entouré leurs enfants malades, bien portants. Ils étaient tous les deux de ce petit nombre dans ce village qui, malgré les circonstances très favorables du reste à la contagion, ne furent pas atteints.

En considérant tous ces faits on ne pouvait pas même douter de l'importance pernicieuse de cette eau. J'étais moi-même au commencement de l'avis que cette eau à boire ne pouvait être que quelque chose de secondaire. Après un examen très-scrupuleux et justement pour cela je fus forcé de reconnaître sa grande importance dans cette épidémie et comme nous verrons, nous trouverons

partout dans la littérature des conditions semblables dans toutes les épidémies du typhus.

Si l'on avait cherché moins scrupuleusement, on
aurait dit, comme dans beaucoup d'autres cas, des
individus ont bu de cette eau pourrie, et pour cela
ou par cela ils sont tombés malades, et pourtant il
n'en était pas ainsi. On a négligé tout à fait jusqu'à
présent de chercher *le rôle que l'eau pourrie et les
nourritures malsaines pouvaient avoir dans le
développement des maladies contagieuses* et on lui a
attribué un faux rôle. C'est pour cela, que le
crédit de l'eau a souvent bien diminué dans les
derniers temps. Il y a eu pour cela des raisons,
mais de nier tout à fait son importance, comme
l'ont fait des auteurs très estimés, il est impossible.

Comme on a essayé de ravaler et de nier l'influence de l'eau dans la formation des maladies
contagieuses, ces faits, que nous venons de citer
dans ce travail, nous peuvent confirmer, non-
seulement son importance, mais aussi démontrer
le rôle que nous devons lui attribuer, surtout à l'égard
du développement du typhus exanthématique.

De ce que nous avons dit, il résulte évidemment
que nous devons distinguer entre les personnes qui
sont restées bien portantes à Tylitz :

1° Celles qui ayant bu de cette eau pourrie n'ont
pas été mises en contact avec la contagion ;

2° Celles qui s'étaient exposées à la contagion,
mais qui n'ont pas bu de cette eau.

Il y a encore d'autres moments remarquable

dans cette épidémie du district de Lœbau. Il y avait par exemple chez les uns une contagiosité indubitable, même une contagiosité très éminente à Tylitz, pendant que chez les autres dans les environs elle ne l'était pas. Cette différence devait frapper chacun. Si par hasard deux médecins différents avaient observé ces deux nombres de cas si différents, l'un à Tylitz même, l'autre dans les environs, chacun d'eux, *en se basant sur ses observations, sur des faits, aurait pu affirmer et prouver le contraire sur la contagiosité de cette maladie.* Nous voyons d'après cela l'existence de deux vérités, qui en même temps sont des antithèses les plus frappantes. Cependant ces deux antithèses sont-elles de vrais contrastes, ou est-ce qu'elles ne sont pas plutôt *des résultats d'une seule vérité?* Analysant bien soigneusement les détails, on voit disparaître les différences, qui au premier coup d'œil, paraissent aussi frappantes qu'insurmontables.

Est-ce bien l'eau pourrie qui a produit la maladie, comme on le croit ordinairement dans le typhus exanthématique; est-ce elle qui engendre cette maladie? On le croit généralement, par exemple *Lindwurm* (1), on le dit dans les relations d'épidémies, et on a tort. Nous avons vu que ceux qui avaient bu de cette eau restaient bien portants jusqu'au moment où ils s'exposaient à la contagion, et même

(1) *Lindwurm :* « Der Typhus in Irland » Erlangen, 1853.

quelques-uns ayant évité la contagion sont restés préservés du typhus.

Cela nous prouve évidemment que ce n'est pas l'eau seule qui occasionnait la maladie, car ces gens-là tombaient seulement malades *après avoir été mis en contact avec les malades*, c'est-à-dire après s'être exposés *aux influences de la contagion*. Ainsi l'eau ne peut pas créer directement la maladie ; il lui faut un auxiliaire : cet auxiliaire c'est la contagion.

Il résulte de tout cela :

1° Pour devenir malade, il fallait avoir bu de l'eau malsaine.

2° On le devenait seulement après s'être exposé à la contagion.

3° Celui qui n'avait pas bu de cette eau affrontait sans danger la contagion.

L'étincelle n'est pas nuisible si elle tombe sur une pierre, mais elle enflamme bien sûrement si elle tombe sur un matériel inflammable.

Il en est de même avec les germes végétaux qu'avec les procédés chimiques.

Imaginons-nous la contagion du typhus exanthématique soit comme un contagium animatum, soit comme un processus chimique, c'est égal ; nous avons vu que la contagion n'avait de prise que sur les organismes préparés par l'eau malsaine, que seulement ceux dont l'organisme a été préparé pa. cette eau au développement de cette maladie sont tombés malades.

Nous voyons pour la première fois démontré ic'

par des observations, par des faits, que ce n'est pas une circonstance accessoire, imaginaire, comme la crainte (!), le découragement (!), etc., qui puisse causer l'influence et la germination, pour ainsi dire, de la contagion, mais qu'il y faut une condition très réelle; sans cela dans aucun cas la maladie ne s'est formée.

L'eau ne produit pas la maladie, comme on l'a prétendu bien souvent, mais elle crée seulement *les conditions physiques* ou *chimiques* nécessaires à sa formation. Ceux qui n'ont pas bu de cette eau pouvaient s'exposer sans danger à la contagion de cette maladie, et nous verrons dans un autre travail (1) qu'il y a toujours eu dans les épidémies la même cause: la « nourriture malsaine ». Nous la retrouvons partout où il y a le typhus, mais nous n'y trouvons pas toujours les autres causes qu'on a accusées. On a noté dans les épidémies l'encombrement, les fatigues, les privations, la misère, la crainte, le découragement, etc., mais toutes ces conditions mauvaises peuvent manquer. Au contraire nous trouvons assez souvent par exemple la plus grande famine, où les gens meurent de faim (!), mais nous ne voyons pas que le typhus se développe.

Dans les années où la guerre règne et la famine sévit, les populations se nourrissent, comme les auteurs nous racontent, non seulement mal, mais ce qui est d'une plus grande importance et la seule

(1) *Robinski*. « De l'influence des nourritures malsaines sur le développement du typhus exanthématique. »

cause, *d'aliments de mauvaise qualité et corrompus*.
Le typhus apparaît et on l'appelle improprement
« le typhus de la faim ». On confond évidemment
les vraies causes. Pour ne pas être trop long, je
peux seulement indiquer ici dans ce travail ces
points ; à ceux qui s'intéressent à ces questions et
veulent les approfondir, je dois renvoyer à mo
ouvrage sur les maladies contagieuses (1).

Cela nous explique aussi tout simplement les dif
férences si frappantes dans la contagiosité à Tylit
et dans les environs, et nous fait apprendre que ce
différentes apparences, contradictions, ne sont qu
des apparitions d'une seule vérité, d'une seule loi

Comme nous avons constaté, à Tylitz, celui qu
avait bu de l'eau restait bien portant s'il évitai
la contagion. Cela ne durait cependant que jusqu'a
moment d'un contact avec la contagion. Nou
voyons aussi dans cette épidémie que les uns malgr
leurs rapports quotidiens et malgré les soins qu'il
ont porté aux malades ne s'étaient pas contagiés
pendant que les autres tombaient malades à la pre
mière occasion venue. De quoi dépendait cette grand
différence ? Il faut le dire, que c'étaient ceux qui on
bu de l'eau pourrie, qui étaient exposés aux influen
ces de la contagion ; tout autre n'avait rien à craindre
Il devait ainsi *avec cette eau pourrie pénétrer dan
l'organisme quelques matières nuisibles* qui y for
maient *les conditions physiques* ou *chimiques, qu*

(1) *Robinski.* « Entstehung und Verbreitung der contagiœsen Kran
heiten. »

rendaient la contagion efficace et sans lesquelles la contagion restait inactive.

Ce que nous appelons ici « nuisible » paraît ne pas l'être directement pour l'organisme. Nous avons vu que les individus restaient bien portants jusqu'au moment où ils se sont exposés à l'influence de la contagion. Nous avons même constaté que les individus qui avaient bu de l'eau pourrie, mais qui avaient évité la contagion, furent épargnés par la maladie. Cette matière « nuisible » ainsi, ce poison, si nous voulons nous servir d'une telle expression, peut rester longtemps à l'état latent dans l'organisme et s'y augmente peut-être. Bien des faits et observations nous prouvent, qu'ainsi dans le typhus exanthématique de même que dans les autres maladies contagieuses, que cette « matière nuisible » peut rester de longues années dans le corps, sans lui être directement nuisible.

Nous avons aussi le droit de supposer, en nous appuyant sur des observations dans la littérature, que ceux dans lesquels entrait avec l'eau bue ou avec la nourriture malsaine cette « matière nuisible, » s'ils avaient évité l'infection et resté bien portants, ils s'exposaient pour l'avenir, au premier contact avec la contagion, à l'infection du typhus. Ce n'est que par cette manière bien simple et claire qu'on peut résoudre toutes les contradictions et toutes les différences de la contagiosité.

Combien de temps peut habiter cette matière

nuisible dans le corps ? Peut-être de longues années : c'est ce que l'on pourra constater encore à l'a-
venir plus sûrement par de nouvelles observations. En nous appuyant sur bien des faits, nous
pouvons dire que cela est possible, que c'est même
plus que probable. Il existe beaucoup d'observations dans la littérature du typhus exanthematicus qui prouvent une maladie tardive. L'appari-
tion du typhus en France, par exemple, dans les
derniers temps, nous livre une quantité d'exemples
frappants. La France avait été pour ainsi dire épar-
gnée par ce terrible fléau. Les cas qui sont apparus
pendant les derniers temps à Avignon, Marseille,
Paris, etc., n'étaient presque que des soldats qui
avaient fait la campagne de Crimée. Ils ont souffert
pendant cette guerre non seulement du manque de
nourriture, dont nous racontent les auteurs, mais
surtout de la *mauvaise qualité* de celle-ci, comme
le prouvent les observateurs, par exemple *Jacquot*
dans son ouvrage du typhus de l'armée d'Orient(1),
quoiqu'ils ne portent aucune attention qu'au manque de vivres, quoiqu'ils n'attribuent à ces circonstances aucune valeur. Nous voyons ainsi,
ce qui est à remarquer, que nous retrouvons
partout dans les comptes rendus des épidémies : *la
nourriture malsaine* et, comme c'est toujours dans
de telles conditions, le typhus se déclara dans
l'armée, un grand nombre est tombé malade. Les

(1) *Jacquot*. « Du typhus de l'armée d'Orient. » Paris, 1858.

soldats, qui alors avaient évité heureusement la contagion, furent attaqués par le typhus au contact avec la contagion après plusieurs années de leur retour en France.

Comme nous le voyons déjà ici, *il y a dans la littérature partout bien des preuves, observations et faits, qui confirment tout ce que je viens d'avancer.*

Mes observatious nous donnent aussi le droit, comme je l'ai déjà indiqué, de supposer que la quantité d'eau bue exerçait une influence sur l'époque du début de la maladie. J'ai pu constater bien souvent que, plus la quantité d'eau bue était minime, moins la matière nuisible, qui pénétrait dans l'organisme avec l'eau, l'était, aussi et que c'est pour cette raison que l'infection avait moins de prise et que la maladie n'éclatait dans ces cas que très tard, quoiqu'onait eu déjà avant bien des occasions pour attraper la contagion. Cela a été le cas pour M. le curé I...., ainsi que pour M. Z..., etc. Comme nous l'avons déjà fait remarquer, ils ne prirent de cette eau qu'en très petite quantité, et ce n'est que poussés par une soif ardente en plein champ qu'ils se sont laissés aller à boire de cette eau. Tous les deux furent presque dès les premiers moments de l'épidémie en rapports quotidiens avec les malades pour les secourir et les consoler, surtout M. le curé I..., qui comme confesseur d'une commune catholique fut appelé chez tous les malades. M. Z... ne tomba malade qu'à la fin du mois de janvier et le curé I... dans les premiers jours du mois de

février 1868. Il y eut encore d'autres cas semblables, comme Mlle B..., etc. Dans tous ces, cas les renseignements nous indiquaient que la quantité d'eau
bue n'était pas sans influence sur le début de la
maladie.

Il ressort de tout cela que des matières nuisibles
qui ont pénétré dans l'organisme peuvent y séjourner longtemps, même plusieurs mois avant que
la maladie éclate, quoiqu'il y ait eu plusieurs
fois contact avec la contagion. Est-ce qu'il faut
nous imaginer que dans ces cas-ci les matières
soit organiques, soit inorganiques pénétrées dans
l'organisme doivent s'augmenter, proliférer, ou
bien qu'elles doivent se concentrer en quelque sorte
pour rendre la contagion efficace?

En envisageant les faits de l'épidémie de Tylitz
et des autres épidémies, nous voyons qu'il y a toujours et partout des circonstances très ressem-
blantes à celles que nous avons démontrées ici quant
à l'eau mauvaise et pourrie. On pourrait dire que si
l'on avait seulement une bonne histoire des épidémies du typhus exanthématique, il faudrait y reconnaître les causes que je viens de démontrer par mes
observations. On pourrait même y trouver des in-
dications importantes ou bien l'explication de beaucoup de questions sombres jusqu'ici. Dans l'épidémie de Tylitz, nous trouvons incontestablement
une dépendance constante de la maladie des conditions créées par cette eau pourrie ; les autres épidémies surviennent sous l'action de causes sembla-

R

bles : eau ou nourriture malsaine. Nous sommes ainsi forcés de supposer que *des matières quelcor-ques*, soit végétales, soit organiques, ou bien leurs résidus, *qui dans une eau croupissante, dans des substances alimentaires gâtées peuvent s'assumer si facilement, pénètrent avec elles dans l'organisme.* Ces matières nuisibles produisent les conditions, la formation de cet état dans le corps, qui rend possible l'influence de la contagion du typhus exanthémathique, c'est-à-dire l'éclat de la maladie ; sans ces conditions, la maladie est absolument impossible.

L'épidémie à Tylitz a commencé dans l'automne de l'année 1867 et a duré jusqu'au commencement du printemps 1868, tout opposé à la thèse qu'on admet ordinairement, par exemple *Murchison* (1), que si le typhus exanthématique n'éclate pas comme une épidémie longue et étendue, on peut observer des cas isolés principalement au printemps pendant qu'en automne la maladie disparaît. Jusqu'à quel point peuvent avoir droit de pareilles suppositions, c'est que j'ai apprécié et démontré dans mon ouvrage sur les maladies contagieuses.

Comment cette maladie s'est-elle répandue dans ces contrées-là, nous manquons de renseignements précis là-dessus, car dans le premier temps il n'y avait pas le secours médical. Il paraît cependant qu'elle a été apportée du dehors. La question aussi

---

(1) *Murchison.* « A treatise on the contiued fevers of Great-Britain.»

grave qu'intéressante de savoir si le typhus exanthématique se propage exclusivement par un contagium ou bien s'il y a encore une propagation
miasmatique ne saurait nous occuper ici dans ce
travail. J'ai démontré aussi, dans mon ouvrage sur
les maladies contagieuses, que l'hypothèse d'une
naissance spontanée du typhus exanthématique et
des maladies d'infection est au moins très-problé-
matique et qu'elle doit être rejetée.

Il aurait été intéressant et peut-être d'importance
de faire des recherches sur la formation et la propagation de cette maladie dans la Prusse occidentale, mais les moyens d'un seul n'y suffisaient pas.
En général l'épidémie de la Prusse occidentale ne
paraît pas avoir eu une étendue aussi grande que
celle de la Prusse orientale.

Nous voyons aussi, par ces observations, qu'il
serait d'une grande importance si l'on voulait
observer *les épidémies petites et locales*, ce qui
pourrait nous aider à résoudre bien des questions.
Il serait à désirer que *nos confrères justement de la
province* voulussent porter plus d'attention que jusqu'à présent aux questions que nous discutons ici.
Les épidémies plus étendues paraissent moins y convenir. Les circonstances dans les grandes épidémies
ainsi que dans les grandes villes sont souvent trop
compliquées pour pouvoir s'y orienter. Il est aussi
bien clair que c'est justement là où on a lieu
d'observer les plus grandes contradictions et, comme
nous avons vu dans ce travail, il arrive assez

souvent que, soit d'après le terrain, soit par accident, on peut supposer, soutenir, même prouver, en se basant sur des faits, l'une où l'autre opinion.

Cet exposé, que j'ai rendu aussi succinct que possible en me bornant à donner les résultats d'une enquête patiemment et longuement suivie, n'a pas besoin d'être résumé.

Tout cela est simple et clair ; c'est aussi pourquoi je crois d'autant plus que les principes ci-dessus ne manquent pas ni de vérité, ni de fondement, et ce n'est que de cette manière que les différentes apparences des observations se laissent expliquer bien simplement et clairement :

« Simplex veritatis sigillum. »

En un mot: *toutes les circonstances et conditions, si différentes les unes des autres, peuvent s'expliquer très-facilement, peuvent être résolues par ces observations.*

www.ingramcontent.com/pod-product-compliance
Ingram Content Group UK Ltd.
Pitfield, Milton Keynes, MK11 3LW, UK
UKHW021153140726
13695UKWH00005B/2113